Mamoudou Savadogo
Papa Salif Sow
Manga Noel Magloire

La coinfection Tuberculose-VIH

AF141109

Mamoudou Savadogo
Papa Salif Sow
Manga Noel Magloire

La coinfection Tuberculose-VIH

Dans un service de Maladies Infectieuses et Tropicales

Éditions universitaires européennes

Impressum / Mentions légales

Bibliografische Information der Deutschen Nationalbibliothek: Die Deutsche Nationalbibliothek verzeichnet diese Publikation in der Deutschen Nationalbibliografie; detaillierte bibliografische Daten sind im Internet über http://dnb.d-nb.de abrufbar.

Information bibliographique publiée par la Deutsche Nationalbibliothek: La Deutsche Nationalbibliothek inscrit cette publication à la Deutsche Nationalbibliografie; des données bibliographiques détaillées sont disponibles sur internet à l'adresse http://dnb.d-nb.de.

Coverbild / Photo de couverture: www.ingimage.com

Verlag / Editeur:
Éditions universitaires européennes
ist ein Imprint der / est une marque déposée de
OmniScriptum GmbH & Co. KG
Heinrich-Böcking-Str. 6-8, 66121 Saarbrücken, Deutschland / Allemagne
Email: info@editions-ue.com

Herstellung: siehe letzte Seite /
Impression: voir la dernière page
ISBN: 978-3-8417-3643-7

TITRE PRINCIPAL : LA COINFECTION
TUBERCULOSE-VIH

SOUS TITRE : DANS UN SERVICE DE
MALADIES INFECTIEUSES ET
TROPICALES

Auteurs : Savadogo M, Sow P.S, Manga N.M.

Service des Maladies Infectieuses Ibrahima Diop Mar. CHU Fann Dakar Sénégal

1

TABLE DES MATIERES

DEDICACES

Je dédie ce travail :

Au bon Dieu qui m'a permis de le réaliser,

À tous les malades tuberculeux ou coinfectés TB/VIH, qui attendent une prise en charge holistique.

REMERCIEMENTS

Mes remerciements vont à tous ceux qui d'une manière ou d'une autre ont contribué à la réalisation de ce travail, en particulier :

Nous tenons à remercier notre Maître le Professeur Papa Salif Sow, Chef de service des Maladies infectieuses pour nous avoir confié et assurer l'encadrement de ce travail.

Nos remerciements à tout le personnel du service des Maladies infectieuses de l'hôpital Fann de Dakar

INTRODUCTION

La tuberculose est une maladie infectieuse en recrudescence avec le VIH/SIDA dans le monde. C'est une affection transmissible et contagieuse provoquée par une mycobactérie du complexe tuberculosis appelé *Mycobacterium tuberculosis* ou Bacille de Koch (BK). Mais exceptionnellement elle peut être transmise par *Mycobacterium bovis* et *Mycobacterium africanum*. Elle tue 2 à 3 millions de personnes chaque année, particulièrement dans les pays en développement. L'Organisation mondiale de la santé estime qu'en 2004, il y a eu 1,8 milliards de sujets infectés par le bacille de Koch (BK) à travers le monde. Et chaque année, environ neuf millions de personnes développent une tuberculose maladie [16]. Ainsi, Il y a dans le monde une nouvelle infection par le bacille tuberculeux chaque seconde, soit un tiers de la population mondiale qui est actuellement infecté. Entre 2000 et 2020, 200 millions de personnes développeront la maladie, et 35 millions mourront si aucune amélioration n'est apportée dans le contrôle de cette infection [5, 4].

Avec la pandémie du VIH/SIDA et l'émergence de bacilles multi résistants, on constate une aggravation de l'impact de la maladie, considérée par l'Organisation Mondiale de la Santé comme une urgence sanitaire au niveau planétaire [5]. La progression de la pandémie du VIH qui joue un rôle amplificateur, la dégradation des conditions socio-économiques des populations défavorisées, rendent nécessaire une bonne connaissance de la tuberculose de la part de tous les médecins dont la baisse de vigilance a contribué à augmenter le taux de mortalité de la maladie. [12,15 ,16].

La proportion de tuberculeux co infectés par le VIH était en 2002 de 10% dans le monde, de 30% en Afrique subsaharienne et de 10% au Sénégal (9,18). La tuberculose est devenue une des principales manifestations du syndrome de reconstitution immunitaire constaté de nos jours avec l'avènement du traitement antirétroviral [13].

Si la localisation pulmonaire (phtisie) reste de loin la plus fréquente et la plus répandue, d'autres localisations (pleurale, ganglionnaire osseuses ; cutanées, articulaires, urogénitales, péritonéales, surrénales, neuro méningées...) sont de plus en plus observées surtout chez les immunodéprimés, occasionnant un polymorphisme clinique et des difficultés de diagnostic au regard des plateaux techniques dans nos pays. Il y a une augmentation du pourcentage de tuberculoses pulmonaires à frottis négatif et extra pulmonaires, avec l'infection à VIH, ce qui est à l'origine d'un retard de diagnostic et de traitement responsable d'une mortalité élevée chez les personnes vivant avec le VIH [14].

Le traitement de la maladie repose sur des mesures de prévention individuelle et collective, ainsi que sur un traitement spécifique rigoureux précoce et complet des sujets malades, préalable à la mise sous ARV en cas de coinfection avec le VIH. Mais le recours tardif des malades aux services de santé, et les difficultés de diagnostic précoce particulièrement chez les personnes vivant avec le VIH, sont à l'origine d'un retard thérapeutique.

La nécessité d'un diagnostic précoce s'impose parce qu'elle est gage d'une thérapie rapide, adaptée, basée sur la stratégie DOTS, et sur la sensibilité de la mycobactérie en cause. De même le suivi des patients se doit d'être régulier afin d'éviter la diffusion de la maladie, par un malade irrégulièrement traité et développant des résistances aux antituberculeux [12].

C'est pour contribuer à la lutte contre le SIDA et à la prise en charge de la co infection TB VIH que cette étude se propose de décrire les aspects épidémiologiques, cliniques, thérapeutiques et évolutifs des cas de coinfections TBVIH dans le service des Maladies infectieuses.

II Généralités

Historique [31]

La tuberculeuse existait à l'époque néolithique et on en trouve les traces dans l'Égypte pharaonique, l'Inde antique et l'Extrême-Orient. L'infection tuberculeuse était pour les Hébreux un des châtiments divins. Peu de progrès ont été réalisés jusqu'au XIXe siècle. Hippocrate (V^e-IVe siècle avant Jésus-Christ), Galien (IIe siècle), Coelius Aurelianus (Ve siècle), ont été abondamment cités par les médecins arabes et occidentaux du Moyen Âge. La première avancée conceptuelle est due à Girolamo Fracastoro (1478-1553) qui a reconnu dans la tuberculose une maladie infectieuse et a incriminé un micro-organisme ; il a suggéré que la transmission était interhumaine. Il n'a pas été entendu et durant les deux siècles qui ont suivi, la maladie n'a fait que croître en importance pour atteindre un maximum en Europe à la fin du XIXe siècle. Au XXe siècle la lutte antituberculeuse va s'organiser après la démonstration du caractère contagieux de la maladie et la découverte du micro-organisme responsable.

L'utilisation de l'allergie à la tuberculine, la vaccination par le bacille de Calmette et Guérin (BCG), la prévention de la contamination familiale, l'amélioration des conditions de l'habitat, le dépistage radiologique après la Seconde Guerre mondiale, la mise en place de dispensaires de dépistage antituberculeux et de services hospitaliers spécialisés vont caractériser la lutte antituberculeuse.

Problématique de la tuberculose [26]

La tuberculose est une maladie sociale à composante médicale. La pérennité de la tuberculose s'explique par les crises économiques, le chômage, la pauvreté, les personnes sans domicile, l'usage d'alcool ou de drogue, les personnes migrantes et une prise en charge insuffisante, l'accroissement démographique et l'urbanisation, les problèmes d'hygiène, l'organisation défectueuse de la prise en charge, les calamités climatiques ou les famines ou les guerres ou les migrations, les tuberculoses à bacilles multi-résistants et l'infection par le VIH.

1. L'incidence

L'incidence de la tuberculose résulte d'un cercle vicieux pauvreté-maladie : dans les pays en voie de développement (PVD), le risque d'infection est augmenté du fait des contacts, de la promiscuité, de la surpopulation. Le risque de progresser vers la tuberculose est augmenté par la malnutrition ou d'autres maladies non soignées. Les chances d'être diagnostiqué et de recevoir un traitement sont diminuées du fait des insuffisances des services sanitaires et des programmes de lutte contre la tuberculose.

L'incidence de la tuberculose reflète le nombre de cas (morbidité, souffrance humaine, mortalité, perte de productivité et de richesse, charge en soins) ; l'âge des cas (perte de la classe productive, désorganisation des cadres et de l'enseignement, orphelins sans éducation, personnes âgées sans ressource) ; les répercussions sur les pays d'accueil des personnes migrantes ou dans les populations à forte prévalence dans un pays à faible prévalence, dans les communautés de migrants.

En 2003, l'incidence mondiale globale était autour de 60 nouveaux cas pour 100 000 habitants et par an et la prévalence de 140/100 000. Une disparité flagrante puisque la tuberculose est rare (autour de 10 cas pour 100 000), dans les pays à économie de marché (Amérique du Nord, Europe Occidentale, Australie, Japon) alors qu'elle était beaucoup plus fréquente dans les PVD en particulier en Europe de l'Est, Asie et Amérique du Sud (50 à 100 cas pour 100 000 et par an), en Afrique sub-saharienne (100 à 300 cas pour 100 000 et par an). Les 22 pays les plus touchés (dont la Chine et l'Inde) totalisaient en 2003 près de 4 millions de nouveaux cas. Au total, on estime que la tuberculose atteint chaque année 8 à 10 millions de personnes dont 95 % dans les PVD.

L'incidence est globalement stable ou légèrement décroissante sauf en Afrique sub-saharienne (association au SIDA) et en Europe de l'Est (faillite du système de santé, système carcéral, multirésistance, infection par le VIH). Dans les PVD, les tranches d'âge les plus atteintes sont les 20-40 ans, c'est à dire la classe productive. Cette pyramide des âges se retrouve chez les migrants dans les pays industrialisés. Les migrations sont plus fréquentes du fait des déportations et des réfugiés, de l'augmentation du commerce mondial et des voyages, alors qu'il est difficile d'assurer un traitement antituberculeux de 6 mois sur une population migrante mobile. Dans les pays industrialisés, au moins la moitié des cas de tuberculose surviennent chez des immigrants. La France est un pays typique à cet égard : on recensait en

2003 environ 6000 cas de tuberculose (10,2 pour 100 000 et par an) mais l'incidence n'est que de 5,4 pour les français de souche contre 72 chez les personnes d'origine étrangère, 111 chez les personnes d'origine étrangère vivant en Ile de France et 183 chez celles vivant à Paris. Cependant ces personnes ne représentent que 6 % de la population et 50 % des cas de tuberculose.

2. La gravité
Avec 2 millions par an de morts par tuberculose, il s'agit de la plus forte mortalité par une maladie infectieuse unique. 98 % des morts se situent dans les PVD. La mortalité est particulièrement élevée en Asie et en Afrique subsahariennne.

Les facteurs de risque de mortalité sont un diagnostic trop tardif ou non fait, la dénutrition, l'infection par le VIH, l'abus d'alcool ou le tabagisme, le diabète de plus en plus fréquent dans les PVD, et l'inobservance thérapeutique.

3. Les tuberculoses à bacilles multirésistants
Ces tuberculoses sont potentiellement incurables, de plus le malade reste plus longtemps contagieux et peut transmettre des bacilles résistants. Les pays les plus atteints par les résistances sont les républiques baltes, la Chine, la Fédération Russie, la République Dominicaine, la Côte d'Ivoire, l'Iran, l'Inde, l'Amérique du Sud.

Les patients atteints d'une tuberculose à BMR sont rejetés par leur famille et la société, perdent leurs revenus, et pourtant sont atteints d'une maladie chronique les laissant survivre plusieurs années, subissent éventuellement des traitements longs avec des effets indésirables et souvent inefficaces, leur mortalité est augmentée.

4. L'intrication avec l'infection à VIH
Elle crée des conditions aggravantes : en cas de recouvrement des zones d'infection tuberculeuse et d'infection par le VIH, le risque d'acquisition d'une infection tuberculeuse par les patients séropositifs est accru. De là le risque de progresser vers la tuberculose est également majoré, d'autant plus que la personne est immunodéprimée. La tuberculose est la maladie opportuniste la plus fréquente dans les PVD et c'est la seule maladie opportuniste contagieuse.

Il existe un recouvrement des zones d'endémie tuberculeuse et d'infection à VIH en particulier en Afrique sub-saharienne, en Asie et dans une moindre mesure en Fédération Russie. Dans ces pays, la prévalence de l'infection à VIH chez les patients atteints de tuberculose atteint 20 à 50 %.

En France, la tuberculose est la deuxième maladie classante SIDA après la pneumocystose en 2003. Les tuberculoses inaugurales du SIDA en France surviennent de manière prédominante chez des personnes d'origine subsaharienne ou d'autres nationalités. L'infection par le VIH rend le diagnostic d'infection tuberculeuse latente plus difficile (l'IDR est faussement négative), et le diagnostic de tuberculose également (l'examen microscopique direct des prélèvements respiratoires est plus souvent négatif, ce qui signifie une méconnaissance épidémiologique et thérapeutique dans le programme DOTS appliqué aux PVD). La radiographie pulmonaire peut être normale d'où un retard diagnostique et une prolongation de la contagion. Les localisations extra-respiratoires ne sont ni diagnostiquées ni traitées dans la stratégie DOTS. Il peut y avoir une aggravation paradoxale de la tuberculose en début du traitement antirétroviral. Enfin, le BCG est contre indiqué en cas d'infection par le VIH.

Les traitements antituberculeux eux-mêmes sont problématiques du fait d'interactions avec les antirétroviraux et de difficultés d'observance.

5. La pauvreté
Il y a beaucoup de personnes sans domicile dans les PVD. Les conditions de vie dans des bidonvilles surpeuplés ne sont pas propices à la poursuite du traitement, de même que la toxicomanie. Les ruptures d'approvisionnement en antituberculeux sont fréquentes lors des troubles sociaux ou des guerres étrangères et favorisent l'émergence des résistances. Certains pays sont amenés à recourir à des interventions chirurgicales faute de médicament.

6. La fuite des compétences
Devant les troubles sociaux ou la pauvreté, les personnes les mieux formées tendent à émigrer. Il en est ainsi des soignants ou des techniciens de laboratoire

7. Les guerres
En Europe la mortalité par tuberculose a fortement augmenté durant la première guerre mondiale. Il en a été de même dans les guerres étrangères récentes en Afghanistan, dans les pays africains. Les rivalités de clans jouent également un rôle dans les bidonvilles. Les guerres entraînent des migrations d'urgence ou massives. Dans les camps de réfugiés sévissent la malnutrition et la transmission des bacilles tuberculeux alors que les soins médicaux ne sont pas effectués.

8. Les camps et les prisons
Dans les camps d'internement de certains pays africains, la prévalence de la tuberculeuse atteint 4000 pour 100 000 détenus. L'incidence de la tuberculose y est au moins 10 fois supérieure à celle de la population libre. Dans les prisons de Georgie en Russie, la prévalence

de la tuberculose a été évaluée à 6000 pour 100 000. Dans ces collectivités, les multi résistances sont également plus fréquentes.

Les solutions préconisées

1. LA DOTS (Directly Observed Therapy, Short Course).
Il s'agit du plan international de lutte contre la tuberculose préconisé par l'OMS et l'Union internationale contre la tuberculose et les maladies respiratoires. Il comprend 5 engagements :

- Un engagement politique du gouvernement à soutenir la lutte antituberculeuse.
- La détection des bacilles par examen direct des expectorations chez les malades se présentant spontanément au système de santé
- Un traitement standardisé de 6 à 8 mois, au moins pour tous les cas à examen direct positif et supervisé au moins dans les deux premiers mois
- Un approvisionnement régulier et ininterrompu en antituberculeux
- Une évaluation et des rapports standardisés.

En 2004, 182 pays sur 211 (77 % de la population) était couverts par les programmes DOTS. Cependant, le taux de détection des cas est d'environ 50 % seulement et le taux de succès de traitement est de 80 % environ. La DOTS doit donc être encore développée et on doit réaliser concrètement sur le terrain ce qui est prévu dans le plan. Par exemple, en Inde (15 % de la population mondiale, 30% de tous les cas de tuberculose mondiaux, 2 millions de nouveaux cas par an et 1 mort par minute), la mise en place de la stratégie DOTS a permis de couvrir 450 millions de personnes en 2001, de traiter 470 000 cas dont 185 000 à examen direct positif, et d'obtenir un taux de succès de traitement de 84%.

2. Le programme « Halte à la Tuberculose » (Stop TB)
Il assure la promotion de la stratégie DOTS et organise son financement. Le financement dépend dans une faible mesure de chaque pays concerné, et d'un fonds mondial géré par le Fonds global contre le SIDA, la tuberculose et le paludisme. Le plan 2006-2015 vise à un taux de détection d'au moins 70 % et de guérison d'au moins 85 %, à sauver 14 millions de vies sur la période considérée, à introduire en 2010 un nouvel antituberculeux permettant un traitement plus court de la tuberculose, des tests diagnostiques plus rapides et en 2015 un nouveau vaccin efficace et bien toléré.

-Prévention, diagnostic et traitement de la tuberculose [27]

Dans beaucoup de régions du monde, la tuberculose est la principale cause de morbidité et de mortalité liée au VIH. Elle représente près de 12% des décès liés au VIH. Dans les pays qui enregistrent une forte prévalence du VIH, jusqu'à 80% des personnes tuberculeuses sont porteuses du VIH et les individus séropositifs au VIH présentent davantage de risques de connaître une réactivation et une réinfection de la tuberculose. Ce phénomène est de plus en plus préoccupant, compte tenu de l'apparition d'une pharmacorésistance de la maladie, notamment des formes multirésistantes et ultrarésistantes de tuberculose. Certains groupes très exposés (par exemple les consommateurs de drogues injectables, les prisonniers et les soignants dans certains sites) courent davantage de risques d'être infectés et de développer une tuberculose active. C'est pourquoi l'OMS recommande aux programmes de lutte contre la tuberculose et le VIH/sida de collaborer par le biais d'un organe de coordination, d'entreprendre une planification conjointe tuberculose/VIH, de mener une surveillance de la prévalence du VIH chez les patients tuberculeux, et aussi de garantir un suivi et une évaluation des activités.

La charge du VIH chez les patients tuberculeux doit être réduite par le conseil et le dépistage du VIH pour les patients tuberculeux et ceux chez qui on suspecte une tuberculose, et par la distribution de préservatifs et d'autres interventions de prévention du VIH, la prophylaxie au cotrimoxazole ainsi que le traitement et les soins du VIH.

Il est possible d'alléger la charge de la tuberculose chez les personnes vivant avec le VIH par ce que l'on appelle parfois les « trois I pour le VIH et la tuberculose » : intensification de la recherche des cas de tuberculose, traitement préventif à l'isoniazide et lutte contre l'infection par la tuberculose.

L'intensification de la recherche des cas de tuberculose chez les personnes vivant avec le VIH est une démarche essentielle puisque la tuberculose est une maladie que l'on peut soigner. Il est aussi capital d'intensifier la recherche de cas de VIH chez les malades de la tuberculose puisque la prophylaxie au cotrimoxazole peut prévenir les complications.

L'OMS recommande vivement un dépistage de la tuberculose chez tous les nourrissons, enfants et adultes avec le VIH. De plus, l'information donnée à tous les patients avec le VIH et aux personnes qui soignent des nourrissons et des enfants séropositifs doit aborder le risque de contracter la tuberculose, les moyens de réduire l'exposition, les manifestations cliniques de la maladie, les risques de contagion et, le cas échéant, le traitement préventif. Le dépistage de la tuberculose est aussi crucial pour empêcher la maladie de s'aggraver et pour déterminer si les patients doivent être placés sous traitement préventif à l'isoniazide.

La condition des patients infectés par le VIH par rapport à la tuberculose doit être surveillée lors de tous leurs contacts avec des soignants et ceux qui présentent des symptômes ou des signes évocateurs d'une tuberculose se soumettront à un examen clinique plus approfondi. Les populations les plus exposées, notamment les consommateurs de drogues injectables, feront l'objet de mesures spéciales. Les approches pour réduire le risque de voir une infection tuberculeuse latente progresser en maladie tuberculeuse comprennent le traitement de la tuberculose latente et également l'amélioration de la fonction immunitaire comme résultat du traitement antirétroviral.

Les mesures de lutte contre l'infection par la tuberculose sont essentielles pour éviter la propagation de la maladie. Des activités adaptées de lutte contre la tuberculose (par exemple préparer un plan de lutte antituberculeuse, identifier rapidement les patients qui toussent, diagnostiquer rapidement la maladie et améliorer l'aération) doivent être appliquées et révisées périodiquement pour réduire le risque de transmission.

L'isoniazide est un antibiotique efficace, bien toléré et peu coûteux pour le traitement préventif de la tuberculose, et il doit être administré à toutes les porteurs du VH une fois que l'on a écarté la possibilité d'une tuberculose active. Les critères pour commencer à donner de l'isoniazide aux adultes infectés par le VIH peuvent être adaptés aux différentes situations nationales, mais, une fois que le traitement préventif a été commencé, l'OMS recommande de donner l'isoniazide tous les jours pendant six mois. Des conseils spécialisés doivent être obtenus pour le traitement préventif des personnes qui présentent une forme multi résistante ou ultra résistante de la tuberculose. Le traitement préventif de la tuberculose n'est pas contre-indiqué en cas d'épisode précédent de la maladie.

-Traitement de la tuberculose associée au VIH [27]

Le traitement de brève durée sous surveillance directe (DOTS) est reconnu comme l'approche la plus efficace pour prendre en charge la tuberculose chez les personnes vivant avec le VIH. Ces patients peuvent développer la tuberculose à n'importe quel stade de l'infection par VIH, mais l'incidence s'accroît avec la gravité de l'immunodéficience. Chez les enfants de moins de cinq ans, on observe souvent une progression rapide de l'infection tuberculeuse à la maladie grave. Puisque les personnes qui vivent avec le VIH ont plus de probabilités de présenter des formes de tuberculose extra pulmonaire avec frottis d'expectoration négatif, se fier à l'examen microscopique des frottis est préoccupant. De même, les clichés radiologiques thoraciques peuvent être atypiques chez les personnes séropositives, en particulier en cas d'immunodéficience grave, ce qui peut aussi entraver le diagnostic de la tuberculose.

L'OMS recommande d'élargir l'accès à un diagnostic à base de culture pour les personnes vivant avec le VIH. Le traitement recommandé pour la tuberculose basé sur une phase initiale de quatre médicaments et une phase de consolidation demeure le même pour les adultes que les enfants avec le VIH.

-Services de laboratoire [27]

Renforcer les services de laboratoire est un volet essentiel de la consolidation et de l'extension des systèmes de santé. Des examens cliniques précis et dignes de foi sont très importants pour l'approche de santé publique de la prise en charge des maladies. Les soignants ont besoin de services de laboratoire afin d'évaluer la santé du patient, faire des diagnostics exacts, formuler des plans de traitement, et aussi surveiller et prévoir les avantages et les effets indésirables du traitement. Les services de laboratoire doivent fournir en temps voulu des résultats exacts et fiables.

Un réseau de laboratoires à plusieurs niveaux est un système intégré de laboratoires aligné sur le système de santé publique d'un pays. Dans les pays à faible revenu, quatre niveaux de laboratoires sont habituellement distingués dans le réseau national. Le niveau primaire se situe dans les dispensaires et les centres de santé. Le niveau secondaire se trouve dans les hôpitaux de district et d'autres établissements où les patients sont adressés depuis le niveau primaire. Le niveau tertiaire est disponible dans les hôpitaux régionaux ou d'autres services régionaux de santé. Le quatrième niveau, le plus élevé, consiste en un laboratoire national de référence.

Dans des cas exceptionnels, les fonctions de référence nationale peuvent être assurées par des laboratoires en dehors des services nationaux et être dévolues à des établissements spécialisés, par exemple pour déterminer la pharmacorésistance du VIH ou un diagnostic virologique.

Un laboratoire national de référence est chargé de surveiller la formation du personnel médical à une bonne pratique et à la biosécurité ; à l'utilisation appropriée des principaux tests de laboratoire ; à une sélection et utilisation correctes des technologies et des équipements de laboratoire, notamment l'entretien et l'assurance de qualité de l'équipement.

L'OMS recommande aux autorités nationales de santé de se faire guider par le personnel des programmes de lutte contre le VIH et les experts techniques nationaux et de préparer un plan consolidé chiffré pour renforcer les capacités des laboratoires et identifier les réactifs, les technologies et les équipements qui sont adaptés pour leur pays.

3. La proximité

Compte-tenu de la longueur des trajets vers les centres de soins, des actions de prévention sont menées par décentralisation vers les populations rurales des PVD.

4. L'action conjointe contre le VIH

Elle vise à diminuer la charge de la tuberculose pour les personnes atteintes par le VIH et la charge du VIH chez les patients tuberculeux. La stratégie de l'OMS comprend des mesures préventives de l'infection à VIH et de la tuberculose ainsi que des filières de soins du VIH inspirées de la DOTS

5. Le dépistage chez les personnes migrantes à l'entrée dans les pays industrialisés.

Un tel dépistage des demandeurs d'asile permet de déceler une prévalence de tuberculose-maladie de 100 pour 100 000 environ.

6. Les résultats

La tuberculose est redevenue une priorité mondiale pour les politiques nationales, les coopérations multilatérales et les ONG. De nouveaux outils de financement sont en place (le Fonds mondial, la Global drug facility, l'Agence mondiale pour le développement des antituberculeux).

Pour l'année 2005, les fonds disponibles étaient de 1,2 milliards de dollars (le budget nécessaire était évalué à 1,3 milliards de dollars). Cependant, certains pays ne parviennent pas à utiliser les fonds disponibles faute d'une organisation sanitaire. Les promesses de dons ne sont pas toujours tenues.

Caractéristiques de la tuberuculose du sujet infecté par le VIH [31]

Les personnes infectées par le VIH sont plus à risque de se contaminer par le BK et de développer rapidement une tuberculose maladie dans les suites immédiates du contage. Ce mode de révélation précoce de l'infection et ses caractéristiques se rapprochent des observations chez les enfants. Cependant, la présentation de la tuberculose maladie lors du sida peut prendre des formes très variées, typiques ou atypiques. Les caractéristiques cliniques dépendent de l'intensité de l'immunodépression corrélée au déficit en lymphocytes T CD4+ (CD4) mesurés dans le sang circulant. Lorsque ce nombre de CD4 est inférieur à 200/mm3, les atteintes extrarespiratoires représentent la moitié des formes de tuberculose et les adénopathies sont fréquentes. En cas de forme pulmonaire, la distribution des atteintes est plutôt dans les lobes moyens et inférieurs, sans excavation des lésions. Lorsque le nombre de CD4 est supérieur à 300/mm3, les atteintes extrarespiratoires représentent 10 à 15 % des cas et les adénopathies sont rares. Les localisations pulmonaires restent alors classiques, prédominant aux sommets et ayant tendance à s'excaver. Lors d'une tuberculose maladie, l'IDR est en général positive au stade précoce de l'infection par le VIH mais peut être négative à un stade avancé, ce qui rend le test tuberculinique d'interprétation délicate et peu contributif au diagnostic dans ce contexte.

Les malades doublement infectés ont volontiers une atteinte de plusieurs organes des lésions miliaires et/ou des adénopathies médiastinales, et une fréquence élevée de mycobactériémies. Quand les lymphocytes CD4 diminuent, la probabilité de localisation extrapulmonaire et de dissémination augmente. La tuberculose chez le sujet VIH positif a des aspects différents selon le stade de l'infection, selon la sévérité de l'immunodéficience induite par le VIH. Aussi longtemps que les lymphocytes CD4 sanguins restent en nombre suffisant (supérieurs à 200/mm^3), l'expression clinique et radiologique de la tuberculose reste comparable à celle qui est observée chez les sujets VIH négatifs ; mais l'immunodéficience cellulaire, même discrète, favorise probablement chez les sujets infectés par le bacille tuberculeux, la survenue d'une maladie tuberculeuse. Au stade de l'immunodépression sévère due au VIH, la tuberculose a des particularités. Les symptômes généraux en règle sévères (asthénie, amaigrissement, fièvre) et/ou les signes respiratoires sont présents dans la quasi-totalité des cas. Les malades dont les lymphocytes CD4 sanguins sont inférieurs à 200/mm^3 ont volontiers une atteinte extra pulmonaire. Les anomalies radiologiques ne facilitent pas le diagnostic de la tuberculose, car ce qui est observé peut différer de ce qui est constaté chez les sujets tuberculeux VIH négatifs. Les adénopathies médiastinales sont fréquentes. Les images cavitaires, les opacités apicales sont rares ; les images miliaires sont observées dans 15 % des cas ; le plus souvent, les anomalies sont frustes, avec des opacités nodulaires disséminées ou groupées, des infiltrats siégeant volontiers dans les zones déclives. L'évolution peut suggérer une infection bactérienne non tuberculeuse ou une pneumopathie d'hypersensibilité, les anomalies radiologiques pouvant se modifier d'un jour à l'autre. La biopsie de matériel tuberculeux ne retrouve pas le granulome tuberculoïde avec nécrose caséeuse, en raison encore de l'immunodépression. Enfin la tuberculose chez ces malades est souvent intriquée avec d'autres infections opportunistes. Mais il est possible que chez des immunodéprimés par le VIH, les manifestations atypiques de tuberculose soient plutôt la conséquence d'une tuberculose primaire que d'une réactivation tuberculeuse, comme chez le nourrisson.

La lutte contre le VIH/SIDA au Sénégal [28]

La réponse à l'épidémie du VIH au Sénégal a été précoce. Dès le dépistage des premiers cas de Sida en 1986, les autorités ont mis en place le Comite National de lutte contre le Sida.

La lutte contre le Sida était coordonnée au sein du Ministère charge de la sante qui avait élabore un programme national de lutte contre le Sida (PNLS). Le programme avait mis l'accent sur la prévention en général et sur la promotion des comportements a moindre risque telle que l'utilisation de préservatifs, l'abstinence ou la fidélité. Ainsi l'utilisation du condom a connu une augmentation importante avec la participation de la société civile dans la promotion et la distribution et grâce a l'appui des partenaires au développement. Progressivement des capacités ont été développées dans le domaine du diagnostic, de la prise en charge et de la surveillance.

En 1998, le Sénégal a entrepris la 1ere initiative Gouvernementale d'accès aux antirétroviraux en Afrique. Cette initiative a démontre la faisabilité et l'efficacité des traitements antirétroviraux dans le contexte de pays en développement. L'amélioration de la qualité de la prise en charge clinique des patients a été possible grâce notamment aux performances dans le domaine du diagnostic, du suivi biologique et de l'accès aux ARV.

Apres une phase pilote, la décentralisation de l'accès aux ARV a été opérée en mettant en place des équipes compétentes au niveau des régions.

La surveillance sentinelle démarrée des 1989 a permis de suivre annuellement l'évolution de la prévalence du VIH et de la syphilis chez les groupes cibles dont les femmes enceintes et a montre un niveau stable de la prévalence du VIH chez les femmes enceintes autour de 1% et chez les prostituées autour de 20%.

L'appel des Chefs d'Etats a la Session Spéciale des Nations Unies sur le Sida de 2001, les leçons tirées des deux premières décennies du programme ont permis le renforcement du leadership dans la lutte contre le VIH. En 2001, la coordination de la lutte contre le Sida jusque la sous la tutelle du Ministère de la Sante, a été élevée au niveau de la Primature avec la mise en place du Conseil National de Lutte contre le Sida présidé par le Premier Ministre. Cette reforme institutionnelle a permis de renforcer le leadership politique, étatique et communautaire et a rendu plus effective l'appropriation de la riposte a l'épidémie du VIH par les autres secteurs du Gouvernement impliquant dans la mise en œuvre les Ministères en charge de la Jeunesse, de la Sante, des élèves, des militaires, des femmes et des travailleurs.

Le plan stratégique de lutte contre le SIDA 2007-2011 élaboré par le Sénégal, a une composante prise en charge globale des PVVIH qui se fixe comme objectif de renforcer la prise en charge médicale des PVVIH avec comme intervention prévues de mettre en place un système de prise en charge intégrée des TB/VIH :

-en assurant le diagnostic et le traitement de la TB chez les patients VIH en particuliers sous TARV,

-en proposant le dépistage VIH chez les tuberculeux

-en assurant la prophylaxie au cotrimoxazole et à l'INH pour les patients coinfectes VIH/TB

-en renforçant la coordination

-Et en renforçant les équipements.

Lutte contre la tuberculose au Sénégal [29]

La tuberculose est un problème de santé publique majeur au Sénégal. Selon le rapport 2006 de l'Organisation Mondiale pour la Santé (OMS) sur la tuberculose dans le monde, le Sénégal comptait près de 10120 cas de TB en 2005 dont 6722 cas de tuberculose pulmonaire et un taux d'incidence estimé à 110 cas pour 100.000 personnes. Les données sont limitées en ce qui concerne la prévalence du VIH chez les tuberculeux. En 2004, l'OMS estimait à 4,7 % le taux de confection TB/VIH (Rapport OMS de 2006).en 2007, la prévalence de la coinfection tuberculose/VIH est estimée à 13%. Le Programme National de Lutte contre la Tuberculose (PNLT) estime à 2% le taux de résistance des nouveaux cas aux médicaments multiples.

L'Agence américaine pour le développement international (USAID) travaille avec les gouvernements et les partenaires à travers le monde pour sauver des vies en renforçant et en augmentant le traitement et la guérison de la TB, en améliorant la qualité et la disponibilité des médicaments, en formant toutes les catégories de personnels de la santé, en donnant des fournitures et équipements de laboratoire, et en impliquant les communautés et le secteur privé dans les soins.

L'approche de l'USAID au Sénégal complète les priorités du PNLT. L'USAID appuie la décentralisation des services de diagnostic et de traitement de la TB, avec observation directe du traitement pendant les deux premiers mois de thérapie suivant un traitement standard de six mois. L'USAID vise à augmenter la réussite du traitement en ciblant des structures sanitaires et des communautés où des agents de santé communautaire seront impliqués dans la Thérapie directement observée, courte durée (DOTS). Cet effort cible en particulier la capitale Dakar qui enregistre 47% des cas de TB dans le pays.

Depuis 2001, l'USAID a contribué pour environ 2,5 milliards FCFA aux efforts de lutte conte la TB au Sénégal. Elle continuera d'apporter un appui financier et technique d'environ 250 millions FCFA par an jusqu'en 2011.

L'assistance de l'USAID vise à renforcer la gestion du programme TB et la capacité des communautés à la diagnostiquer et traiter correctement, à améliorer le diagnostic dans les structures appuyées par l'USAID et à décentraliser les médicaments jusqu'aux postes de santé. Elle vise aussi à institutionnaliser le dépistage réciproque du VIH/SIDA et de la TB afin que les séropositifs du VIH subissent un dépistage systématique de la TB et qu'il soit systématiquement offert aux séropositifs de la TB un dépistage volontaire du VIH/SIDA.

Les Etats-Unis sont le premier pays donateur du Fonds Mondial avec une contribution de près de 2,1 milliards USD depuis son démarrage en 2002. L'USAID apporte chaque année 5 millions USD au Mécanisme mondial sur les médicaments de la TB au titre de la subvention des médicaments de la TB en faveur des pays qui sont dans le besoin. L'USAID appuie actuellement les programmes de lutte contre la TB dans 37 pays et est le premier donateur bilatéral dans ce domaine. Depuis 1998, elle a fourni environ 600 millions USD pour les activités de lutte contre la TB dans le monde.

L'USAID aide à étendre le traitement économique de la TB résistante aux médicaments multiples. L'appui des Etats-Unis au Partenariat Stop TB et au Fonds Mondial est en train de changer véritablement la vie de milliers de personnes malades de la TB, y compris la TB résistante aux médicaments, et qui, jusqu'à récemment, avaient peu d'espoir d'être guéries.

A ce jour, l'USAID et ses partenaires d'exécution au Sénégal ont appuyé l'élaboration de la politique nationale de lutte contre la tuberculose, la révision des normes et protocoles de prise en charge, le développement du plan de communication pour informer les citoyens sur la TB ; et réhabilité un laboratoire de Dakar.

Le taux de notification des nouveaux cas à frottis positif reste faible (62/100 000 habitants) au Sénégal, surtout en zone rurale, avec une nette prédominance masculine. Le taux de guérison demeure également peu élevé avec une moyenne de 62%, largement lié à l'importance des taux d'abandons de traitement (28%). Ce tableau contraste avec l'Importance des moyens mis en place pour le diagnostic et le traitement, notamment l'existence d'unités opérationnelles de diagnostic (76 laboratoires) et de traitement (68 unités de traitement) bien intégrées dans le système de soins et réparties sur tout le territoire national, et où un traitement efficace et gratuit est disponible. Cette situation témoigne de l'existence d'obstacles réels qui entravent le contrôle de la tuberculose au Sénégal [30].

III Malades et méthodes de notre étude

Cadre d'étude :

Le service des Maladies Infectieuses est situé dans l'enceinte du CHNU de Fann. C'est un service de référence qui appartient au district sud de la région médicale de Dakar. Il reçoit en moyenne 2000 malades par année et a une triple vocation de soins, de formation et de recherche. Il abrite le laboratoire de bactériologie-virologie et de parasitologie de l'hôpital Fann. En dehors de sa mission, le laboratoire participe à la surveillance des maladies à potentiel épidémiologique, et à la formation des étudiants.

Type d'étude

Il s'agit d'une étude rétrospective à partir des dossiers d'hospitalisation des malades admis à la clinique des maladies infectieuses du CHU de Fann à Dakar entre le 1er janvier 2006 et le 31 décembre 2007.

Critères d'inclusion

Ont été inclus tous les patients VIH+, hospitalisés dans le service, chez qui le diagnostic de tuberculose a été posé sur la base d'arguments cliniques et/ou para cliniques, et ayant bénéficié d'un traitement antituberculeux institué dans le service. N'ont pas été inclus les malades VIH+ tuberculeux hospitalisés mais dont le diagnostic a été posé en dehors du service. Également ont été exclus les anciens malades déjà sous traitement antituberculeux qui sont admis à nouveau pour prise une prise en charge. De même les dossiers incomplets n'ont pas été retenus.

Recueil des données

Pour chaque dossier inclus, les données épidémiologiques, cliniques, para cliniques, diagnostiques, thérapeutiques et évolutives ont été recueillies.

Exploitation des données :

La saisie et l'analyse des données ont été faite en utilisant le logiciel EPI info 2000.

IV Résultats

3 1 Données épidémiologiques

Durant la période d'étude nous avons colligé un total de 78 cas de co infection TBVIH. Le sex ratio était de 1,36 en faveur des hommes. L'âge moyen est de 41 ans avec des extrêmes allant de 25 et 70 ans. L'âge modal est de 40 ans.

La majorité des malades provenait de la région de Dakar (84,6%). 35,1% de nos malades travaillait dans le secteur informel, 29,9% était ménagère, 22,1% était commerçant ; et 9% des fonctionnaires.

Sur le plan matrimonial, 52,60% de nos malades était mariés, 19,20% était des célibataires, 9% était des divorcés, 2,60% des veufs et 14,10% était des veuves.

Un contage tuberculeux à l'entrée a été retrouvé chez 6 de nos malades (7,7%), un antécédent de toux chronique chez 4 malades.

TableauI : Répartition des malades en fonction de l'âge

Age	Nombre	Pourcentage
20-29	8	10,30%
30-39	28	35,90%
40-49	25	32,10%
50-59	14	17,90%
60-69	1	1,30%
70 et +	2	2,60%
Total	78	100,00%

Tableau II : Répartition des malades selon leurs activités professionnelles

Profession	Nombre	Pourcentage
Non précisée	4	5,10%
Commerçant	17	21,80%
Secteur informel	27	34,60%
fonctionnaire	7	9,00%
ménagère	23	29,50%
Total	78	100,00%

Tableau III : Répartition des malades en fonction du statut matrimonial

Statut matrimonial	Nombre	Pourcentage
Non précisé	2	2,60%
célibataire	15	19,20%
divorcé	7	9,00%
marié	41	52,60%
veuf	2	2,60%
veuve	11	14,10%
Total	78	100,00%

Tableau IV : Répartition des malades selon leur lieu de résidence.

Provenance	Nombre	Pourcentage
Non précisée	2	2,60%
DIOURBEL	1	1,30%
DAKAR	66	85,70%
GAMBIE	2	2,60%
GUINEE BISSAU	1	1,30%
KAOLACK	1	1,30%
MALI	1	1,30%
MAURITANIE	1	1,30%
THIES	3	3,90%
Total	78	100,00%

Tableau V: Répartition des malades selon le profil sérologique

Sérologie VIH	Nombre	Pourcentage
profil inconnu	1	1,30%
Vih 1	70	89,70%
Vih 1 et 2	2	2,60%
Vih 2	5	6,40%
Total	78	100,00%

3 2 Données cliniques

Les signes cliniques à l'admission étaient variés dans notre série comme illustré dans le graphique suivant.

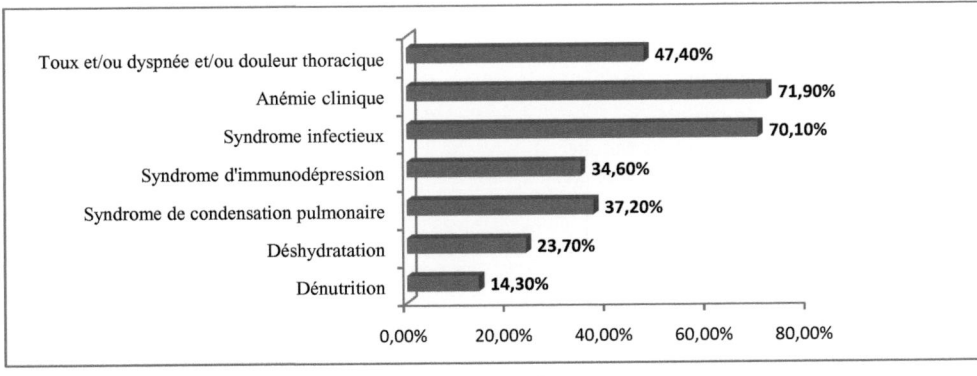

Figure 1 : Répartition des signes et syndromes de nos patients

Les différentes de tuberculoses diagnostiquées sont représentées dans le graphique suivant :

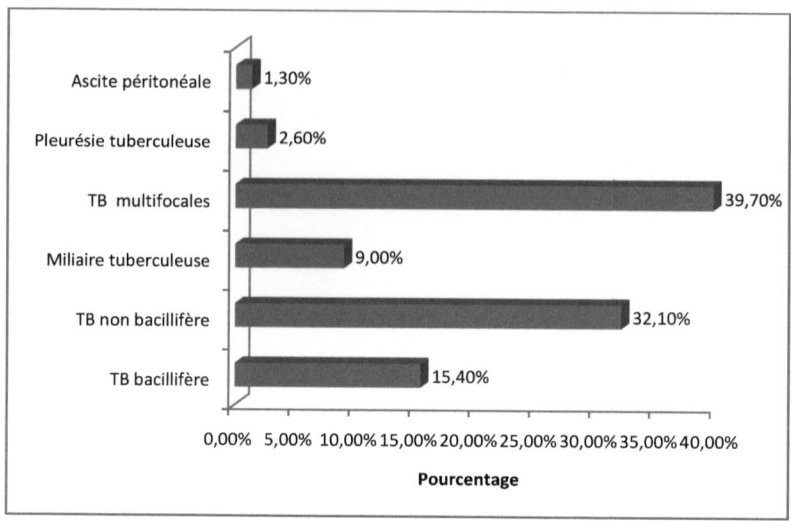

Figure 2 : Répartition des cas de TB diagnostiqués dans le service

Tableau VI: Répartition des malades selon les critères du diagnostic positif

Critères du diagnostic positif	Nombre	Pourcentage
Recherche BAAR positive	20	25,60%
Échographie	1	1,30%
Inefficacité d'une antibiothérapie non Spécifique à large spectre	16	20,50%
Inefficacité d'une antibiothérapie non Spécifique à large spectre + Images radiographiques suspectes	2	2,60%
Images radiographiques seules	31	39,70%
Positivité de l'IDRT	1	1,30%
Biopsie ganglionnaire	1	1,30%
Cytologie de la ponction d'ascite	2	2,60%
ATCD de tuberculose ou contage tuberculose	3	3,80%
Hémoptysie	1	1,30%
Total	78	100,00%

Tableau VII : Répartition des malades selon le délai diagnostic

durée entre le J1 d'hospitalisation et le J1 de diagnostic	Nombre	fréquence
0-7	45	57,70%
8-15	27	34,60%
16-23	3	3,80%
24-31	2	2,60%
32 et plus	1	1,30%
Total	78	100,00%

La médiane est de 7 jours
La mode est de 7 jours
Variance = 32,55
Écart type = 5,70

Le délai moyen de diagnostic à l'admission de nos patients était de 8 jours. Avec des extrêmes de 0 à 32 jours. La majorité de nos malades ont été diagnostiqué au bout d'une semaine d'hospitalisation (57,7%) et 92,3% était diagnostiqué dans la deuxième semaine d'hospitalisation. Seulement 7,7% des malades ont été diagnostiqués après deux semaines d'hospitalisation.

78,9% des patients bacillifères ont été dépistés à la première semaine d'hospitalisation, contre 51,7 % de tuberculeux non bacillifère et tous les autres patients bacillifères ont été dépistés dans la deuxième semaine d'hospitalisation.

37,9% des malades non bacillifère ont été diagnostiqués au bout de la deuxième semaine et 10,3 % après la deuxième semaine.

Quand au délai de mise sous traitement, il était en moyenne de 9 jours à partir de la date d'hospitalisation, avec des extrêmes variant de 0 à 33 jours. A partir du diagnostic de la tuberculose le délai moyen de mise en route du traitement était de 24 heures.

3 3 Les données para cliniques

Les 3/4 de nos malades étaient positifs au VIH1 (91%). Le VIH2 était incriminé chez (6,4%) et (2,6%) avait un double profil (VIH1 et VIH2).

La recherche des BAAR a été positive chez 24,7% de nos patients, et négative dans 75,3%. Cette recherche a été faite par tubage gastrique chez 7 de nos malades dont un a été positive.

Dans le pus les BAAR ont été faite chez un de nos patients mais elle a été infructueuse. Aucun de nos patients n'a pu bénéficier d'un lavage broncho alvéolaire à la recherche de BAAR. La positivité de la recherche des BAAR a participé au diagnostic de la tuberculose dans 25,6%. 95,8% de nos patients ont bénéficié d'une radiographie pulmonaire, les lésions les plus rencontrées sont des aspects reticulo nodulaires, des micro opacités disséminées, des adénopathies médiastinales, des épanchements liquidiens.

L'image radiographique a contribué pour 39,7% dans le diagnostic. 27,3% de nos malades ont bénéficié d'une échographie. Les adénopathies profondes et les épanchements pleuraux sont les plus rencontrés. 7 de nos patients ont bénéficié d'une tomodensitométrie (cérébrales ou thoraciques). Elle était normale chez 4 d'entre eux ; chez les trois restants, ont été objectivés : Un aspect de ramollissement dans le territoire profond de la cérébrale moyenne gauche, une embolie pulmonaire, un épanchement pleural droit de grande abondance.

La culture a été demandée chez deux de nos malades qui n'ont pas ramené les résultats.38 de nos patients ont présenté une hyperleucocytose à la numération formule sanguine ; 2 ont présenté une leucopénie, et 30 avaient un syndrome inflammatoire avec une VS accélérée. L'anémie biologique était présente chez tous les malades, Le taux moyen d'hémoglobine est de 6 g/dl avec des extrêmes variant de 2 à 10 g/dl. Le taux d'hémoglobine le plus fréquemment rencontré est égal à 4 g/dl. Trois de nos patients ont bénéficié d'une biopsie ganglionnaire, mais aucun d'eux n'a bénéficié d'une biopsie pleurale.10 patients seulement ont bénéficié d'une intradermoréaction à la tuberculine. Elle était négative chez 3 d'entre eux une anergie a été constatée chez 3 autres. Six de nos malades ont bénéficié d'une ponction d'ascite et d'une analyse cytologique et chimique.

La ponction pleurale a été faite chez 03 de nos patients. L'examen cytochimique du liquide de ponction pleurale a montré chez deux de nos malades, une hyperlymphocytose et un Rivalta positif

Le taux de CD4 a été dosé chez 58 patients, le taux moyen de lymphocyte CD4 était de 81/mm^3. Plus de la moitié de nos patients avait un taux de CD4 inferieur à 50/mm^3 Le taux de lymphocyte TCD4 le plus fréquemment rencontré est de 3/ mm^3. Les taux variaient de 3/ mm^3 à 388/mm^3.

Tableau VIII : Aspects radiographiques

Interprétation de la radiographie pulmonaire	Nombre	Pourcentage
opacités réticulo nodulaires	26	37,10%

opacités réticulaires	9	12,90%
adénopathies médiastinales	3	4,30%
miliaire tuberculeuse	13	18,60%
pleurésie	9	12,90%
cavernes	2	2,90%
aspect en faveur d'une tuberculose	1	1,40%
cardiomégalie	1	1,40%
cardiomégalie opacités nodulaires bilatérales	1	1,40%
Image en faveur d'un syndrome de Lemiere	1	1,40%
opacités homogène gauche+ atélectasie	1	1,40%
Opacités interstitielles	1	1,40%
transparence pulmonaire normale	2	2,80%
Total	70	100,00%

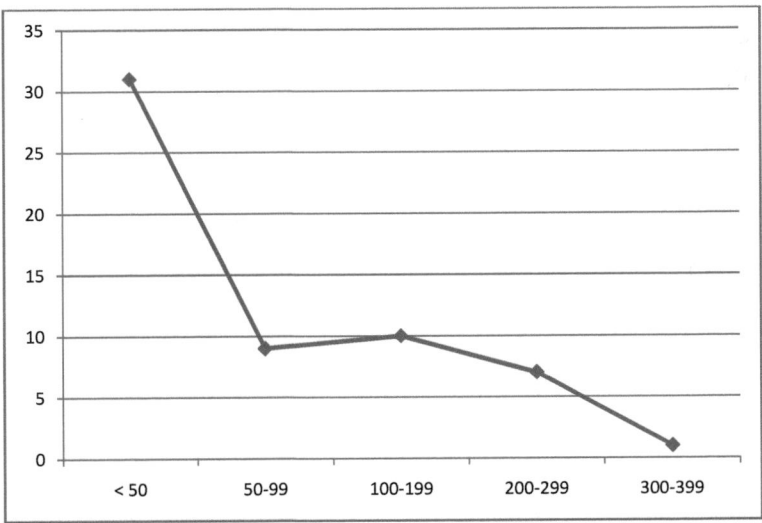

Figure 3: Répartition des cas de tuberculose en fonction du taux de lymphocyte T CD4

3 4 données thérapeutiques

Tous nos malades ont bénéficié d'une quadrithérapie à base d'Isoniazide, de Rifampicine, de Pyrazinamide et d'Ethambutol en traitement intensif selon la stratégie DOTS. La vitaminothérapie B était systématique et la corticothérapie était associée en cas de miliaire tuberculeuse, de péricardite ou de tuberculose neuroméningée.

Tableau IX : Répartition des malades selon le délai de mise sous traitement

Délai thérapeutique	Nombre	Pourcentage
0-7	30	39,00%
8-15	40	51,90%
16-23	4	5,20%
24-31	2	2,60%
32 et +	2	2,60%
Total	78	100,00%

La médiane est de 8 jours
La mode est égale à 8
Moyenne= 8,87
Variance=32,67
Écart type=5,7

3 5 aspects évolutifs

La durée moyenne de traitement à l'hôpital a été de 19 jours. Seulement 15,4% de nos patients étaient sous ARV.

L'évolution a été jugée favorable chez 56 de nos 78 patients soit un taux de 71,8%. Elle a été fatale chez 28,2%.

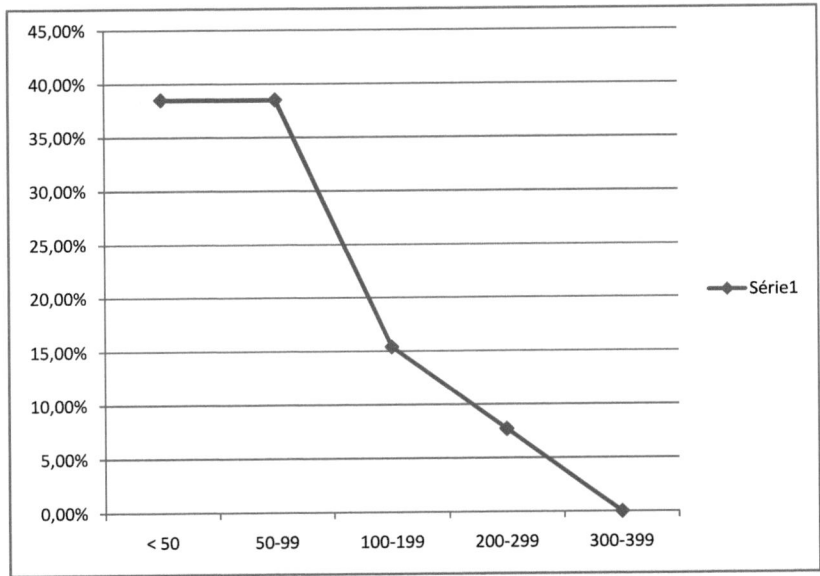

Figure 4: Répartition des décès selon le taux de lymphocyte TCD4

V Discussion

La co-infection tuberculose et VIH constitue un problème majeur de Santé Publique. Son incidence est croissante, en particulier dans les régions pauvres de la planète. Le tableau clinique est peu spécifique et pose des problèmes diagnostiques et thérapeutiques [10,23].

Notre étude rétrospective a porté sur 78 malades VIH+ et malade de la tuberculose toutes formes confondues, hospitalisés dans le service des Maladies Infectieuses du CHU de Fann de Janvier 2006 à Décembre 2007.

4 1 Caractéristiques socio démographiques

La prédominance masculine de nos patients (ratio H/F=1,36), de même leur relative jeunesse ont été également observé dans d'autres études [5, 7, 8, 9, 15,19].La tuberculose est une maladie de la pauvreté ; dans notre étude 35,1% de nos malades travaillaient dans le secteur informel, 29,9% étaient ménagères. Ce faible niveau socio économique est aussi noté dans la littérature [1,5,15]. 84,6% de nos patients provenait de la région de Dakar ; cette prédominance des cas de co infection en milieu urbain a été observée également par DIANDA et al. au Burkina Faso [20] et pourrait s'expliquer par la promiscuité et l'existence des centres de traitement de référence dans les grandes villes malgré l'effort de décentralisation opéré aussi bien dans le domaine du VIH que de la tuberculose. Le VIH1 a été le plus incriminé (91% de nos patients).Plusieurs études [5,9, 18,20] ont également relevé la prédominance du VIH1 chez les malades co infectés par la tuberculose et par le VIH. Ceci est en phase avec la prévalence plus élevée des infections à VIH1 dans la communauté.

4 2 Caractéristiques cliniques et para cliniques

Sur le plan clinique la présence de signe d'appel respiratoire n'a été notée que dans 47,4% de nos malades. Ce faible pourcentage a contribué à retarder le diagnostic de la tuberculose chez les malades VIH+.

La recherche de Bacille acido alcoolo résistants dans les expectorations a contribué peu au diagnostic de la tuberculose chez les PV VIH   [5,14] mais a été d'un apport important dans la réduction du délai de diagnostic. Elle a permis un démarrage précoce du traitement et réduit la mortalité de la maladie chez les bacillifères [16% contre 33% chez les non bacillifères]. Mais chez les malades VIH+ la recherche des BAAR dans les expectorations est fréquemment infructueuse [74,4% dans notre série et 49% dans la série abidjanaise][5].

La disponibilité des cultures des crachats nous aurait permis de diagnostiquer des cas de mycobactérioses atypiques au regard de la forte immunodépression de nos patients.

La participation de la radiographie au diagnostic est primordiale avec 39,7% dans notre série. Chez les malades VIH+, la présentation de la tuberculose sur les clichés radiographiques n'est pas très caractéristique et ne doit plus être considérés comme « atypiques » pour la tuberculose dans un contexte de prévalence du VIH. La radiographie thoracique joue un rôle important dans la réduction du délai de diagnostique car elle est pratiquée à un stade précoce de l'investigation de la tuberculose [21]. Presque tous nos malades ont bénéficié d'une radiographie pulmonaire. Les lésions les plus couramment rencontrées sont des lésions réticulo nodulaires, des micro opacités disséminées, des adénopathies médiastinales, des épanchements liquidiens. Mais La radiographie pulmonaire est souvent normale [13]. 27,3% de nos malades ont bénéficié d'une échographie. Les adénopathies profondes et les épanchements pleuraux ont été les plus rencontrés dans notre série.

L'anémie était présente chez tous les malades avec un taux moyen d'hémoglobine égal à 6 g/dl. ce taux est comparable à celui trouvé par Ndiaye [15].

L'infection par le VIH rend le diagnostic d'infection tuberculeuse latente plus difficile ; ainsi l'IDR est le plus souvent faussement négative [13]. Le faible taux de lymphocyte T CD4 de notre série est comparable à celui observé par NDIAYE [5,15]. La forte immunodépression observée dans notre série traduit probablement une longue évolution de la maladie et un recours tardif des malades aux structures de santé. Elle est le témoin d'un retard de dépistage de l'infection à VIH donc un retard de mise sous ARV [23] ; seulement 15,4% de nos patients étaient sous ARV.

Les caractéristiques cliniques et para cliniques de nos patients les classaient au stade C de la classification CDC(1993). La sévérité de l'immunodépression dans notre série explique la létalité élevée comparativement à la série d'Eholie à Abidjan et Dolcey en Fance ; mais au stade C de la classification CDC, la tuberculose n'évolue plus seule et les autres infections opportunistes qui s'y associent sont responsable de la lourde létalité [5,8].

4 3 Diagnostic de la tuberculose chez les PvVIH

56% de nos malades avait une localisation pulmonaire de la tuberculose avec une prédominance des formes non bacillifère. Cette prédominance de la tuberculose pulmonaire à microscopie négative est aussi notée par Dolcey et al. en France, ACHI et al. En Côte d'Ivoire [8, 9, 14,17]. La tuberculose extra pulmonaire représentait 44 % des patients et ont été plus observées dans certaines études [5,11, 22, 26], et moins dans la série de Diouf et al.[25]. Ces formes extra pulmonaires sont soit isolées ou associées à la tuberculose pulmonaire et des tuberculoses multifocales ou disséminées [13]. Des antécédents de tuberculose sont souvent retrouvés, ce qui est en faveur d'une réinfection endogène [2] ; mais l'existence d'une notion de contage tuberculeuse n'a été retrouvée que dans 7,7% des malades de notre série.

Le premier problème que les praticiens rencontrent en zone tropicale est lié au diagnostic de la tuberculose chez les PvVIH. Les formes les plus rencontrées au cours du sida sont les formes multifocales, pulmonaires non bacilliferes, extra pulmonaires ou disséminées pour lesquelles nous ne disposons pas dans notre pratique quotidienne des techniques de détection modernes telles que la réaction en chaine des polymérases (PCR), le lavement broncho alvéolaire ou les autres techniques utilisées dans les pays développés cela ayant pour effet majeur d'allonger les délais d'intervention thérapeutique et d'aggraver le pronostic du malade[5,9,21]. Le délai de diagnostic et de traitement constaté dans notre série est en deçà de ce qu'a observé Sherman et al [6]. Dans la même serie, le délai de diagnostic des bacillifères était similaire au notre et plus long chez les non bacillifères . Dans l'étude de Liam et al. le délai médian de diagnostic était supérieur au notre de 6 semaines tandis que dans les études japonaises et coréennes les délais médians de diagnostic étaient également plus importants que dans notre série respectivement de 1 mois et 2 semaines [14].Dans la série ghanéenne [22] le délai de diagnostic médian était de 3 mois. Le retard médian du système de santé a été de 12 jours pour les Noirs non-Hispaniques et 11 jours pour les Blancs non-Hispaniques [6].

4 4 Traitement de la tuberculose chez les sujets infectés par le VIH

La quadrithérapie à base d'Isoniazide, de Rifampicine, de Pyrazinamide et d'Ethambutol a été instituée chez tous les malades pour une durée minimale de 6 mois. Cette durée pouvant atteindre 9 mois en cas de tuberculose méningée associée. En fonction du degré de l'immunodépression, les ARVs sont associés après un traitement antituberculeux de 2 semaines à 2 mois. Il a été associé une vitaminothérapie B en prévision des neuropathies, et une chimio prophylaxie au Cotrimoxazole. De même l'Isoniazide est administré aux sujets contacts en raison de 5mg/kg pendant 6mois. Une corticothérapie est instituée en cas de méningite ou de péricardite associée [12].Le véritable problème concerne la concomitance du traitement antituberculeux avec le traitement antirétroviral. Dans tous les cas, on prend en compte les interactions entre les inhibiteurs de protéase (IP), les inhibiteurs non nucléotidiques de la reverse transcriptase (INN) et la rifampicine [10, 12,14].Le délai de mise sous traitement antituberculeux a été de 9 jours en moyenne dans notre série. La mise effective sous traitement est faite dans les vingt quatre heures suivant le diagnostic. Ceci pour respecter les exigences de la stratégie DOTS et la prise à jeun des antituberculeux [12]. Le délai de mise sous traitement doit être le plus court possible, d'une part dans l'intérêt direct du malade, afin qu'il soit guéri au plus vite et pour limiter les séquelles, et d'autre part afin de diminuer le risque de contamination de l'entourage et la diffusion du bacille [1].

4 5 Caractéristiques évolutives

Les critères de bonne évolution étaient l'apyrexie stable, l'amélioration des signes cliniques et para cliniques (radiographie, la négativation des BAAR pour les bacillifères), la reprise pondérale et de l'appétit. De façon générale, l'efficacité est jugée cliniquement sur la régression des symptômes ayant conduit au diagnostic de tuberculose.

Le VIH et Mycobacterium tuberculosis, accélèrent mutuellement leur progression, et forment une association meurtrière [5,14,17]. La tuberculose est une cause majeure de mortalité chez les sujets VIH-positifs. Elle est responsable d'environ 13% des décès par SIDA dans le monde. L'évolution a été favorable chez 71,8% de nos malades et 28,2% de cas mortel. La létalité est comparable à la série de NDIAYE (28,2% versus 31,7%) mais plus élevée par rapport aux séries abidjanaise et française, où elles étaient respectivement de 11,5% et 15,5% [5 ; 8,15]. La mortalité est plus faible chez les bacillifères (15,8% vs 32,8%). Cette situation pourrait s'expliquer par le délai de diagnostic qui a été plus court ce qui a permis un démarrage précoce du traitement antibiotique. 54,50% des décès ont eu lieu malgré un diagnostic effectué à la première semaine : Il n'y a pas de lien entre l'évolution de la maladie et le délai du diagnostic dans notre série (P = 0,44). La létalité est faible chez les malades sous ARV (9%). Le blocage de la réplication virale et l'augmentation du taux de lymphocyte TCD4 grâce aux ARVs, expliqueraient cette faible létalité. La mortalité est plus élevée lorsque le taux de lymphocyte TCD4 est inférieur à $100/mm^3$ (77% des malades avaient un taux de lymphocyte TCD4 inférieur à $100/mm^3$ dans notre série, avec un taux modal de $3/mm^3$).La sévérité de l'immunodépression dans notre série explique le fort taux de létalité et traduit un recours tardif aux services de santé [23].

Tuberculose chez des patients non infectés par le VIH

I Introduction

Malgré la fréquence de la tuberculose chez les patients vivant avec le VIH, des cas surviennent également chez les patients séronégatifs au VIH. Dans le but de contribuer à la lutte contre la tuberculose, cette étude se propose de décrire les aspects épidémiologiques, cliniques, thérapeutiques et évolutifs des cas de tuberculose chez les patients non infectés par le VIH.

II Malades et méthodes

Type d'étude

Il s'agit d'une étude rétrospective à partir des dossiers d'hospitalisation de 26 malades admis à la clinique des maladies infectieuses du CHU de Fann à Dakar entre le 1er janvier 2006 et le 31 décembre 2007.

Critères d'inclusion

Ont été inclus tous les patients VIH-, hospitalisés dans le service, chez qui le diagnostic de tuberculose a été posé sur la base d'arguments cliniques et/ou para cliniques, et ayant bénéficié d'un traitement antituberculeux institué dans le service. N'ont pas été inclus les malades VIH- déjà sous traitement antituberculeux qui sont admis à nouveau pour prise une prise en charge. De même les dossiers incomplets n'ont pas été retenus.

Recueil des données

Pour chaque dossier inclus, les données épidémiologiques, cliniques, para cliniques, diagnostiques, thérapeutiques et évolutives ont été recueillies.

Exploitation des données :

La saisie et l'analyse des données ont été faite en utilisant le logiciel EPI info 2000.

III RESULTATS

3.1 Données épidémiologiques

Durant la période d'étude nous avons compilé un total de 26 dossiers de malades séronégatifs. La répartition annuelle des cas montre un nombre élevé de cas en 2007 par rapport à 2006, soit 61,5% des cas contre 38,5% des cas en 2006.

Tableau X : Répartition des malades selon l'année

Année	nombre	pourcentage
2006	10	38,50%
2007	16	61,50%
Total	26	100,00%

Le sex-ratio était de 1,6 en faveur des femmes (38,5% de sexe masculin et 61,5% de sexe féminin).

Tableau XI : Répartition des malades selon le sexe

Sexe	nombre	pourcentage
féminin	16	61,50%
masculin	10	38,50%
Total	26	100,00%

L'âge moyen est de 32 ans. Les âges variaient entre 17 et 39 ans. L'âge modal est de 18 ans.

Tableau XII : Répartition des malades en fonction de l'âge

Age	Nombre	pourcentage
≤ 29	14	53,80%
30-39	6	23,10%
40-49	2	7,70%
50-59	3	11,50%
60-69	1	3,80%
Total	26	100,00%

La majorité des malades provenait de la région de Dakar (84,6%) l'origine n'a pas été précisée chez 1 de nos patients.

Tableau XIII : Répartition des malades selon leur lieu de résidence

Origine	Nombre	Pourcentage
Non précisée	1	3,80%
Dakar	22	84,60%
Thiès	3	11,50%
Total	26	100,00%

23,1% de nos malades était ménagère, 11,5% était commerçant. 19,2% était des sans emploi. La profession n'a pas été précisée chez 2 de nos patients.

Tableau XIV : Répartition des malades selon leurs activités professionnelles

Profession	Nombre	Pourcentage
Non précisée	2	7,70%
Commerçant	3	11,50%
couturière	1	3,80%
Elève	4	15,40%
élève professeur	1	3,80%
Etudiant	1	3,80%
Maçon	1	3,80%
Menagère	6	23,10%
Militaire en retraite	1	3,80%
Restauratrice	1	3,80%
sans emploi	5	19,20%
Total	26	100,00%

Sur le plan matrimonial, 50,0% de nos malades était célibataire, 30,8% était mariés, 11,5% était des divorcés. Le statut n'a pas été précisé chez 3,8% des patients.

Tableau XV : Répartition des malades en fonction du statut matrimonial

Statut matrimonial	Frequency	Pourcentage
Non précisé	1	3,80%
Célibataire	13	50,00%
Divorcé	3	11,50%
Marié	8	30,80%
Veuve	1	3,80%
Total	26	100,00%

Dans les antécédents, un contage tuberculeux à l'entrée a été retrouvé chez 2 de nos malades (7,7%).

3 2 Données cliniques

Les motifs d'hospitalisation étaient variés avec 65% qui comportaient des signes respiratoires et 35% sans signe d'appel respiratoire.

Tableau XVI : Répartition des patients en fonction de l'existence ou non de signes d'appel pulmonaire

Motif d'hospitalisation	Nombre	Pourcentage
Présence de signes d'appel pulmonaire	17	65,40%
Absence de signes d'appel pulmonaire	9	34,60%
Total	26	100,00%

42,3% des malades avait une anémie clinique ; le syndrome de condensation pulmonaire était présent chez 50% des malades, le syndrome d'épanchement liquidien chez 3,8% ; le syndrome d'immunodépression chez 7,7% des malades ; le syndrome infectieux chez 76,9%. Il n'a été noté ni dénutrition, ni déshydratation chez nos malades.

Le diagnostic de tuberculose a été retenu sur la base des éléments cliniques mais aussi para cliniques.

92,3% des malades ont bénéficié d'un cliché radiographique

L'image radiographique a contribué pour 34,6% dans le diagnostic, suivie par la positivité de la recherche des BAAR dans les crachats 34,6% des patients et l'inefficacité d'une antibiothérapie non spécifique à large spectre dans 7,7%.

L'échographie abdominale a participé pour le diagnostic d'une ascite tuberculeuse chez un de nos patients.

Deux TDM ont été réalisées avec un aspect évocateur d'une tuberculose chez un d'entre eux.

L'IDR T a été demandée chez des malades mais elle est revenue négative.

Tableau XVII : Répartition des malades selon les critères du diagnostic positif

Critères du diagnostic positif	Nombre	Pourcentage
Recherche BAAR positive dans les crachats	9	34,60%
Inefficacité d'une antibiothérapie non spécifique à large spectre	2	7,70%
Inefficacité d'une antibiothérapie non spécifique associée à des images radiographiques évocatrices	1	3,80%
Images radiographiques seules	9	34,60%
Cytologie des produits biologiques (ponction lombaire, ponction pleurale, ponction d'ascite)	4	15,40%
Notion de contage tuberculeux	1	3,80%
Total	26	100,00%

30,8% des malades avait une tuberculose pulmonaire bacillifère, 26,9% avait une tuberculose pulmonaire non bacillifère, 15,4% avait une tuberculose multifocale; deux malades ont présenté une tuberculose neuro méningée, et un malade a présenté une miliaire tuberculeuse.

Tableau XVIII : Répartition des patients selon le diagnostic retenu

Diagnostic retenu	Nombre	pourcentage
Tuberculose pulmonaire bacillifère	8	30,80%
Tuberculose pulmonaire non bacillifère	7	26,90%
Miliaire tuberculeuse	1	3,80%
Tuberculose multifocale	4	15,40%
Pleuresie tuberculeuse	3	11,50%
Tuberculose neuro méningée	2	7,70%
Péricardite	1	3,80%
Total	26	100,00%

Le délai moyen de diagnostic à l'admission de nos patients est de 4 jours. Avec des extrêmes de 0 à 21 jours. La majorité des malades séronégatifs au VIH, ont été dépistés le premier de leur hospitalisation et plus de 50% d'entre eux ont été dépisté au troisième jour d'hospitalisation.

Tableau XIX : Répartition des malades en fonction du délai du diagnostic

Délai de diagnostic	Nombre	Pourcentage
0	8	30,80%
1	1	3,80%
2	5	19,20%
3	1	3,80%
4	3	11,50%
7	2	7,70%
8	1	3,80%
9	1	3,80%
11	1	3,80%
12	1	3,80%
13	1	3,80%
21	1	3,80%
Total	26	100,00%

Le délai moyen du diagnostic de la tuberculose était de 4 jours+ou- 5 avec des extrêmes de 1à 21 jours
La majorité de nos malades ont été diagnostiqué à la première semaine d'hospitalisation (76,9%) et un seul malade a été diagnostiqué à la troisième semaine19%.

Tableau XX : Répartition des malades selon le délai diagnostic

Délai de diagnostic	Nombre	Pourcentage
0-7	20	76,90%
8-15	5	19,20%
16-23	1	3,80%
Total	26	100,00%

Tableau XXI : Répartition des patients selon les délais du diagnostic et les résultats des BAAR dans les crachats

Délai de diagnostic	négatif	non renseigné	positif	TOTAL
0-7	9	4	7	20
8-15	3	0	2	5
16-23	1	0	0	1
TOTAL	13	4	9	26

Quand au délai de mise sous traitement, il était en moyenne de 5 jours à partir de la date d'hospitalisation, avec des extrêmes variant de 0 à 21 jours.

A partir du diagnostic de la tuberculose le délai moyen de mise en route du traitement était de 24 heures.

Tableau X XII : Répartition des malades selon le délai de traitement

durée entre le jour d'hospitalisation et le début du traitement antituberculeux	Nombre	Pourcentage
0	4	15,40%
1	4	15,40%
2	2	7,70%
3	3	11,50%
4	4	15,40%
5	2	7,70%
8	2	7,70%
9	1	3,80%
12	1	3,80%
13	1	3,80%
14	1	3,80%
21	1	3,80%
Total	26	100,00%

3 3 Selon les données para cliniques

- **Recherche BAAR**

La recherche des BAAR a été positive chez 34,6% de nos malades, et négative dans 50,0%. Cette recherche a été faite par tubage gastrique chez deux malades mais le résultat est revenu négatif.

Tableau XX III: Répartition des patients en fonction des résultats de la recherche des BAAR dans les crachats

Recherche BAAR dans les crachats	Frequency	Percent
négatif	13	50,00%
non renseigné	4	15,40%
positif	9	34,60%
Total	26	100,00%

- **Radiographie pulmonaire**

92,3% de nos patients ont bénéficié d'une radiographie pulmonaire.

Tableau XXIV : Répartition des patients selon les aspects radiographiques

Résultat de la radiographie pulmonaire	Nombre	Pourcentage
Opacités réticulo nodulaires	8	33,30%
Aspect de miliaire tuberculeuse	4	16,70%
Pleurésie tuberculeuse	3	12,50%
Aspect en faveur d'une péricardite	1	4,20%
Aspect en faveur d'une tuberculose	2	8,30%
Caverne pulmonaire	2	8,30%
infiltrat reticulo nodulaire	1	4,20%
Opacités hétérogènes	3	12,50%
Total	24	100,00%

- **la NFS VS:**

Elle a été faite chez 17 de nos patients chez qui il a été noté une hyperleucocytose. La VS était élevée chez 9 d'entre eux.

L'anémie biologique était présente chez 5 d'entre eux, Les taux d'hémoglobine variait de 5 à 10 g/dl.

- **IDRT**

L'IDRT a été demandée une seule fois et a été négative.

-Ponction pleurale

La ponction pleurale a aidé au diagnostic chez 03 de nos patients en montrant une hyperlymphocytose dans le liquide de ponction pleurale.

3 4 données thérapeutiques

Tous nos malades ont bénéficié d'une quadrithérapie à base d'Isoniazide, de Rifampicine, de Pyrazinamide et d'Ethambutol en traitement intensif selon la stratégie DOTS. La vitaminothérapie B était systématique et la corticothérapie était associée en cas de miliaire tuberculeuse, de péricardite ou de tuberculose neuro méningée. De façon générale, l'efficacité est jugée cliniquement sur la régression des symptômes ayant conduit au diagnostic de tuberculose.

La durée moyenne de traitement à l'hôpital a été de 17 jours.

3 5 aspects évolutifs

Tableau XXV : Répartition des malades en fonction de leur évolution

Évolution favorable	Nombre	Pourcentage
décédé	2	7,70%
oui	24	92,30%
Total	26	100,00%

L'évolution a été jugée favorable chez 24 de nos 26 patients soit un taux de 92,3%. Elle a été fatale chez 7,7%. Les critères de bonne évolution étaient l'apyrexie stable, l'amélioration des signes cliniques et para cliniques (radiographie, la négativation des BAAR pour les bacillifères), la reprise pondérale et de l'appétit.

Tableau XXVI: Évolution de la maladie en fonction du délai de diagnostic

Délai de diagnostic	décédé	favorable	TOTAL
0-7	1	19	20
8-15	0	5	5
16-24	1	0	1
TOTAL	2	24	26

Il existe une relation significative entre le délai de diagnostic et le pronostic de la maladie (P=0,0018).

Comparativement aux co infections tuberculose/VIH, la mortalité est moindre, de même que les delais de diagnostic et de traitement.

Conclusion

Malgré son déclin à l'échelle mondiale grâce à l'amélioration relative des conditions de vie et à l'efficacité de la lutte, la tuberculose demeure une catastrophe sanitaire dans les pays en voie de développement (PVD). Sa pérennité est une conséquence de la pauvreté, de la désorganisation des structures sanitaires, des troubles sociaux ou des catastrophes naturelles. L'association tuberculose et VIH est hautement morbide et d'aggravation mutuelle. Les présentations cliniques et radiographiques de la tuberculose sont inhabituelles et les formes à frottis négatifs sont fréquentes. Il en résulte une difficulté diagnostique et un allongement du délai de diagnostic et de mise sous traitement, préjudiciable aux patients co infectés. Pour réduire les retards du système de santé, les médecins doivent garder un indice de suspicion de la tuberculose élevé chez tout sujet séropositif au VIH, et pratiquer rapidement les tests diagnostiques appropriés. Pour ce faire un équipement conséquent des structures sanitaires est capital.

Références

[1] Bouvet E, et Coll : prévention et prise en charge de la tuberculose en France Synthèse et recommandations du groupe de travail du Conseil Supérieur d'Hygiène Publique de France. Mal Respir 2003 ; 20 : 753-754

[2] Organisation mondiale de la Santé, Département Halte à la tuberculose Département VIH/sida 2007

[3] C. Billy, C. Perronne, Aspects cliniques et thérapeutiques de la tuberculose chez l'enfant et l'adulte, 2004

[4] Professeur Pierre Aubry. La tuberculose à l'heure du sida Actualités 2004

[5] Eholie SP, Domoua K, Kakou A, Coulibaly G , Konan A, Abitche M, et al. Devenir des tuberculeux infectés par le VIH à Abidjan. Méd Mal Infect 1999 ; 29 : 697-704

[6] Sherman LF, Fujiwara PI, Cook SV, Bazerman LB, Frieden TR. Retards du patient et du système de santé dans le diagnostic et le traitement de la tuberculose, Bureau of Tuberculosis Control, New York City Department of Health, New York, †Division of Tuberculosis Elimination, National Center for HIV, STD, and TB Prevention, Centers for Disease Control and Prevention, Atlanta, Georgia, USA 1999

[7] Mouffok N, Bensaad M, Belkadi Kouied A, Razik F, Benabdellah A. Aspects clinico-radiologiques de la tuberculose pulmonaire à bacilloscopie positive chez les patients infectés par le VIH Centre hospitalo-universitaire d'Oran, Algerie Médecine et maladies infectieuses 2007; 37:97-98

[8] Dolcey V, Diemor M, Zana D, Sollier P, Raskine L, Fihman V, Bergmann JF. Étude descriptive de 111 patients co-infectés VIH-tuberculose (TB) Médecine interne A, hOpital Lariboisi6re, 75475 Paris, France 2007

[9] ACHI HV, DHATZ MS, ISMAEL OS, ABA YT. Tuberculose et infection à VIH influence du type de virus Bouaké 2008

[10] Bouvet E, Abiteboul D, Antoun F, Bessa Z, Billy C, Dautzenberg B et al. PRÉVENTION ET PRISE EN CHARGE DE LA TUBERCULOSE EN France Synthèse et recommandations du groupe de travail du Conseil Supérieur d'Hygiène Publique de France (2002-2003)

[11] WHOTuberculosis Care with TB-HIV Co-management Integrated Management Of Adolescent And Adult Illness (Imai).Who/Htm/Tb/2007.380".

[12] Tattevin P. Le traitement de la tuberculose en 2007 Service des maladies infectieuses et réanimation médicale. Médecine et maladies infectieuses 2007 ; 37 :617–628

[13] OMS Améliorer le diagnostic et le traitement de la tuberculose pulmonaire à frottis négatif ou extra pulmonaire chez l'adulte et l'adolescent Recommandation à l'intention des pays de prévalence du VIH et disposant de ressources limitées Département Halte à la tuberculose Département VIH/SIDA OMS 2007

[14] Strobel M, Laureillard D, Cambodian S. Tuberculose chez le patient infecté par le VIH WHO 2007

[15]NDIAYE B. la tuberculose pulmonaire bacillifère : aspects épidémiologiques, cliniques, radiologiques et évolutifs à propos de 468 cas colligés à la clinique des Maladies Infectieuses du CHU de Fann. Thèse de Méd, Dakar, 2008 N°46

[16] BOULAHBAL F, CHAULET P. La tuberculose en Afrique épidémiologie et meures de lutte. Med Trop 2004 ; 64 :224-228

[17] L'Her P, KAING S, KONG KS. Aspects et prise en charge de la tuberculose en extrême-orient l'exemple du Cambodge. Med Trop 2004 ; 64 : 229-234

[18] NGOM A, AKA –DANGUY E, KOFFI N, TCHAMRAN M, MOH K, KOUASSI B. épidémiologie de la tuberculose à Abidjan, Côte d'Ivoire évolution sous la pousée de l'infection à VIH. Med. Top. 1999 ; 59 :165-168

[19] RENOUX E, BARREH MATAN A, SEVRE JP, MOHAMED ALI I, CHAMI D, VICENT V. Tuberculose et infection VIH L'expérience du programme national de lute antituberculeuse de Djibouti: 1990-1996

[20] DIANDE S, SANGARE L, OUATTARA TC, SAWADOGO TL, OUEDRAOGO F, TRAORE AS. Association tuberculose pulmonaire et virus de l'immunodéficience humaine (VIH) à Ouagadougou: étude diagnostique biologique et statistique. Med Trop. 2005 ; 65. 5

[21] BRETON G, SERVICE YB, KASSA-KELEMBHO E, MBOLIDI CD, MINSSART P. Tuberculose et VIH à Bangui, république centrafricaine: Forte prévalence et difficultés de prise en charge. Med Trop 2002 ; 62 :623-626

[22] Lawn SD, Afful B, Acheampong J W. Tuberculose pulmonaire : délai de diagnostic chez les Ghanéens adultes. 1998 , INT J TUBERC LUNG DIS 2 (8): 635-640

[23] LACUT JY, DUPON M, et PATY MC. Tuberculoses extra-pulmonaires : revue et possibilités de diminution des délais d'intervention thérapeutique. Méd Mal Infect. 1995 ; 25 : 304-320

[24] OMS. Tuberculose et VIH/Sida : Une Stratégie de lutte contre la double épidémie dans la région africaine de l'OMS. 2007 ; AFR/RC57/10

[25] Diouf A, Seydi M, M. Diop B, Soumaré M, Ndour CT, Manga NM, et al. Aspects épidémiologiques et cliniques de l'infection par le VIH-2 à Dakar. Méd et Mal infect 2007;37:584–589

[26] Philippe FRAISSE TUBERCULOSE ET PAYS EN VOIE DE DEVELOPPEMENT– Département de Pneumologie, Hôpital de Hautepierre 67098 STRASBOURG Cedex 2 philippe.fraisse@chru-strasbourg.fr 2006

[27] Organisation mondiale de la Santé Département VIH/SIDA. Interventions Prioritaires : Prévention, traitement et soins du VIH/sida dans le secteur de la santé. 2008

[28] Programme National Multisectoriel de lutte contre le Sida. Plan stratégique de lutte contre le Sida 2007-2011Sénégal

[29] http://senegal.usaid.gov/news/releases/2008/08_03_25_TB.html

[30] THIAM S, MASSI E, NDIR M, DIOP A. H, BA F, LIENHARDT C. La lutte contre la tuberculose au Sénégal : Situation actuelle de la prise en charge et recommandations pour son amélioration. Médecine tropicale. 2005, vol. 65, n°1, pp. 43-48 [6 page(s) (article)] (18 ref.)

[31] Encyclopédie Médico-Chirurgicale 8-038-C-30 (2004)

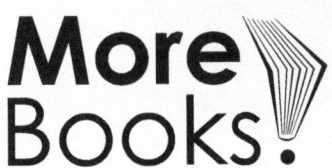
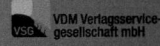
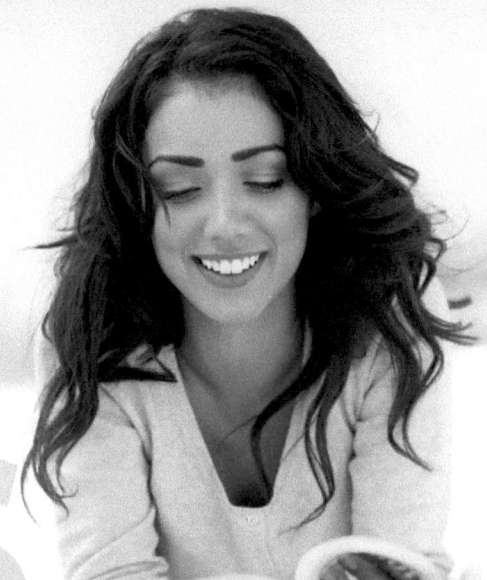

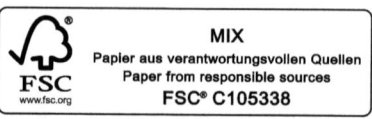
Printed by Books on Demand GmbH, Norderstedt / Germany